PUBLICATIONS DE LA SOCIÉTÉ FRANÇAISE D'HYGIÈNE

# LA PRÉVENTION DES FIÈVRES EN SOLOGNE

## Esquisse d'hygiène pratique

PAR LE

**D^r E. MONIN**

*L'un des secrétaires de la Société*

OFFICIER DE L'INSTRUCTION PUBLIQUE

PARIS

AU BUREAU DE LA SOCIÉTÉ

30, RUE DU DRAGON, 30

—

1887

## BUREAU DE LA SOCIÉTÉ FRANÇAISE D'HYGIÈNE
**1887**

*Président d'honneur :* S. M. Don Pedro II, Empereur du Brésil.

*Président :* M. Marié-Davy.

*Vice-Présidents :* MM. Bonnafont, Péan, Moutard-Martin, Chevandier (de la Drôme), Muller.

*Secrétaire général :* M. de Pietra Santa.

*Secrétaires :* MM. Joltrain, Ménière (d'Angers), F. Bremond, Saffray, Monin, G. Meynet, Blache.

*Membres du Conseil d'administration :*

MM. Durand-Claye, Limousin, Passant, Cacheux, Dewulf-Pontonier, Ladreit de Lacharrière, Le Coin, Bégin *(Paris)*.

MM. Maurin, Picheral, Launay, Rampal, Nivet, Evrard, Levieux, Farina, Tarras *(Province)*.

*Trésorier :* M. Tréhyou.

*Bibliothécaire :* M. Dromain.

*Archiviste :* M. Joseph de Pietra Santa.

*Chef du Laboratoire :* M. Guignard.

PUBLICATIONS DE LA SOCIÉTÉ FRANÇAISE D'HYGIÈNE

# LA PRÉVENTION DES FIÈVRES EN SOLOGNE

## Esquisse d'hygiène pratique

PAR LE

**Dr E. MONIN**

*L'un des secrétaires de la Société*

OFFICIER DE L'INSTRUCTION PUBLIQUE

PARIS

AU BUREAU DE LA SOCIÉTÉ

30, RUE DU DRAGON, 30

1887

## BUREAU DE LA SOCIÉTÉ FRANÇAISE D'HYGIÈNE

**1887**

*Président d'honneur :* S. M. DON PEDRO II, Empereur du Brésil.

*Président :* M. MARIÉ-DAVY.

*Vice-Présidents :* MM. BONNAFONT, PÉAN, MOUTARD-MARTIN, CHEVANDIER (de la Drôme), MULLER.

*Secrétaire général :* M. DE PIETRA SANTA.

*Secrétaires :* MM. JOLTRAIN, MÉNIÈRE (d'Angers), F. BREMOND, SAFFRAY, MONIN, G. MEYNET, BLACHE.

*Membres du Conseil d'administration :*

MM. DURAND-CLAYE, LIMOUSIN, PASSANT, CACHEUX, DEWULF-PONTONIER, LADREIT DE LACHARRIÈRE, LE COIN, BÉGIN *(Paris).*

MM. MAURIN, PICHERAL, LAUNAY, RAMPAL, NIVET, EYRARD, LEVIEUX, FARINA, TARRAS *(Province).*

*Trésorier :* M. TRÉHYOU.

*Bibliothécaire :* M. DROMAIN.

*Archiviste :* M. JOSEPH DE PIETRA SANTA.

*Chef du Laboratoire :* M. GUIGNARD.

*Organe de la Société :*

# JOURNAL D'HYGIÈNE

**CLIMATOLOGIE**

EAUX MINÉRALES, STATIONS HIVERNALES ET MARITIMES, ÉPIDÉMIOLOGIE

**Bulletin des Conseils d'Hygiène et de Salubrité**

PUBLIÉ PAR

Le Dr PROSPER DE PIETRA SANTA

**Le Journal paraît tous les Jeudis.**

**20 francs par an.** **30, rue du Dragon.**

PARIS

PUBLICATIONS DE LA SOCIÉTÉ FRANÇAISE D'HYGIÈNE

# LA PRÉVENTION
# DES FIÈVRES
## EN SOLOGNE

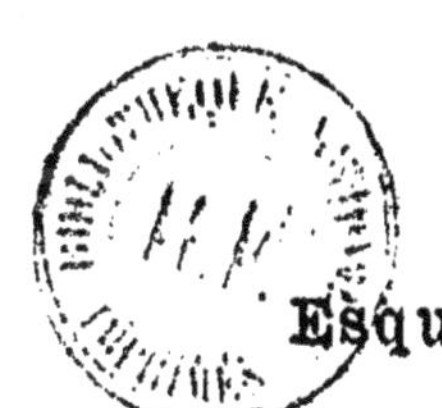

Esquisse d'hygiène pratique

PAR LE

Dr E. MONIN

*L'un des secrétaires de la Société*

OFFICIER DE L'INSTRUCTION PUBLIQUE

PARIS
AU BUREAU DE LA SOCIÉTÉ
30, RUE DU DRAGON, 30

1887

# AVANT-PROPOS

Comme avant-propos à cette modeste esquisse d'hygiène pratique, l'auteur ne peut mieux faire que de reproduire ici quelques extraits d'une lettre que lui a adressée « *le médecin de la Sologne* » Burdel, dont le grand cœur toujours s'émeut de tout ce qui touche à son pays bien-aimé.

. . . . . . . . . . . . . . . . . .

Il aime ce pays, nous dit-il, comme une mère aime son enfant qu'elle a vu près de mourir et qui renaît à la vie :

« Pendant 45 ans j'ai parcouru la Sologne; j'ai pu la voir alors qu'elle était râlante, qu'elle était plongée dans une agonie chronique, et moribonde, et alors je me suis attaché à elle; non seulement j'ai écrit en sa faveur, mais après l'avoir palpée, auscultée, j'ai fait voir combien il y avait encore chez elle de vitalité et de ressources.

» Pour attirer l'intérêt, je n'ai pas craint de la montrer avec toute sa misère physiologique et pathologique, et, après bien des efforts, j'ai été heureux de voir surgir de tous côtés une transformation merveilleuse, par l'intérêt des grands propriétaires d'abord et, puis (il faut le dire) du gouvernement qui, en perçant et en traversant la Sologne, avec les routes agricoles a puissamment aidé les habitants, toute la population et le pays.

. . . . . . . . . . . . . . . . . . . . .

» Si ma santé fort compromise peut se remettre, je tenterai de reprendre mes travaux fort délaissés. . . . . . . . . . . . . . . .

» Ce que j'ai voulu aujourd'hui, c'est remercier un jeune confrère, mon collègue de la Société française d'Hygiène, et lui tendre la main, sans peut-être espérer le rencontrer, l'assurant de mes sentiments les plus confraternels comme les plus affectueux.

Dr Édouard BURDEL.

Vierzon, 19 février 1887.

# LA PRÉVENTION

# DES FIÈVRES

## EN SOLOGNE (1)

La Sologne est cette contrée française qui est à cheval pour ainsi dire, sur trois départements : le Loiret, le Cher, le Loir-et-Cher; dans ce dernier département, la partie Solognote s'étend principalement sur l'arrondissement de Romorantin. 500,000 hectares de pays plats, bordés par la Loire et le Cher, arrosés par le Beuvron, le Cosson et la Sauldre, qui sont des rivières à pente très faible et à rives très basses; pays parsemé çà et là de flaques d'eau fangeuses et stagnantes: terrains sablonneux, ne donnant qu'une végétation rabougrie : en quelques mots, voilà la Sologne, ou plutôt voilà ce qu'était la Sologne, qui, depuis cinquante ans, vous le savez, a subi d'énormes transformations.

On l'a dit, avec raison : « Les deux grands maux de l'humanité sont la misère et les marais. » Naguère, la

---

(1) Conférence faite à l'Association amicale du Loir-et-Cher à Paris, par le Dr E. Monin, membre perpétuel de ladite Association.

Communiquée à la Société d'Hygiène qui en a voté l'impression dans son bulletin.

Sologne comprenait 1,200 étangs et 17,000 hectares de marais. Le Dr Mantegazza peut définir ainsi les rizières d'Italie : « *Elles produisent deux choses, du riz et des fièvres graves.* » Les marais de la Sologne produisaient, eux aussi, deux choses, des fièvres graves et des poissons. C'est même à cause de cette dernière production que le Solognot résista si longtemps à l'assainissement du pays qu'il habite. L'étang rapporte, en effet de 20 à 25 francs par la pisciculture; tandis que, desséché et livré à l'exploitation agricole, il ne rapporte plus que 10 à 12 francs. Le paysan qui se livre à ce calcul ne comprend pas que l'étang est *ce qui le tue;* difficilement accessible aux questions d'hygiène, il a toujours mieux compris les questions de gros sous.

Cependant, peu à peu, la Sologne a vu le reboisement et la culture lui donner la prospérité matérielle, et une prospérité absolument tangible. Depuis 50 ans, les terres ont augmenté de dix fois au moins leur valeur; l'élève du mouton y devient chaque jour plus prospère. On cultive aujourd'hui avec le plus grand succès la vigne en Sologne et les vins blancs du Murblin, dans la commune de Cour-Cheverny, possèdent, vous le savez mieux que moi, l'estime des palais les plus difficiles; en même temps que les eaux-de-vie de Sologne deviennent, tous les jours, commercialement plus estimées. Les effluves marécageux, qui rendaient l'air irrespirable et infestaient de fièvres graves ce malheureux pays, ont progressivement reculé, devant les vigoureux efforts de l'assainissement: et l'habitant, semblablement au sol, s'est amélioré. Sa nourriture, autrefois composée de pain de seigle fétide ou de sarrasin, de porc salé et rance et de mauvais fromage, sa nourriture, devenue plus saine et plus normale, maintenant arrosée de boissons vineuses agréables, au lieu et place d'une eau infecte; — sa nourriture, dis-je, contribue puissamment à renforcer l'homme, dans sa lutte incessante contre les agents météoriques...

L'expression de la salubrité d'un pays se tire surtout de sa moyenne vitale. Eh bien! si l'on compare les tableaux démographiques de la Sologne (dont vous me permettrez de vous faire grâce, dans une causerie sans prétention), on voit clairement l'augmentation de la vie moyenne. Et comment en serait-il autrement ? Aujourd'hui, les 45 kilomètres du canal de la Sauldre sont achevés, et ce superbe cours d'eau irrigue la Sologne. Dans les 2800 hectares de l'arrondissement de Romorantin, quels travaux de dessèchement n'ont pas été, malgré toutes les difficultés, finalement accomplis ! tellement qu'en songeant au point le plus contaminé, on a un peu négligé (entre nous soit dit) l'arrondissement de Blois. Aujourd'hui, nous assistons au curage à peu près régulier des canaux ; toute la contrée est boisée et défrichée ; des fermes modèles surgissent de toutes parts ; le sol, ainsi drainé, aéré et nettoyé, a perdu, peu à peu, son méphitisme séculaire. Quoi d'étonnant, alors, à ce que la densité de la population augmente, à ce que la moyenne du taux vital s'élève ? La Sologne ne dépouille-t-elle pas son triste et long passé morbide ? Selon les expressions du Dr Edouard Burdel (de Vierzon), qui a donné à ce pays déshérité toute son intelligence et son grand cœur ; selon cet éminent confrère, qui doit être regardé, sans aucune exagération, comme le Christ de cette terre ingrate : « La Sologne est aujourd'hui un convalescent qui renaît à la vie ! » Mais, dans la convalescence, Messieurs, le médecin ne doit-il pas toujours veiller ; redoubler même sa sollicitude ? A coup sûr, le génie fébrile s'est affaibli, en Sologne. Mais, en somme, les éléments qui ont produit les fièvres graves dans ce pays, existent encore en partie ; ils sommeillent, momentanément atténués par les efforts d'assainissement. Mais, qui nous dit qu'à un moment donné, nous n'assisterons pas à l'orage, après le calme ? Et pourquoi le fléau maremmatique ne se réveillerait-il pas un jour ?...

Ne cessons donc pas de songer à notre chère Sologne ; élevons tous la voix pour que les travaux de dessèchement et d'épuration du sol soient continués sans trêve ! Rien n'est fait, tant qu'il reste quelque chose à faire. Pouvons-nous véritablement, sans mentir à la civilisation et au progrès, laisser un pays continuer à distiller, sans cesse, l'insalubrité, auprès de la plus belle région du sol français? C'est dans l'hygiène, messieurs, que réside toute la médecine de l'avenir. Désirons donc tous, fermement, l'assainissement rapide et complet de la Sologne; et tous, agissons auprès du pouvoir pour l'obtenir. Le poète l'a bien dit:

Désirer n'est-il pas la jeunesse d'avoir?

Et qui pourrait davantage s'intéresser à la Sologne que l'Association amicale du Loir-et-Cher à Paris?

***

Le divin Hippocrate a écrit: « Les races sont filles des climats. » La physionomie générale de la population clairsemée habitant les pays à *malaria*, est bien, en effet, l'une des signatures indélébiles des affections palustres. Petits, maigres, blafards, la face pâle, terne et comme bouffie; les paupières livides et d'une blancheur circuse, la voix rauque; l'habitus général efflanqué triste et morne: tel est l'uniforme aspect des habitants de ces pays à fièvres; ils ont l'air de porter sur eux l'empreinte générale et morbide de leur région. Tout indique, chez eux, la cachexie et la dégradation physique absolue; des manifestations nerveuses (névralgies faciale, sciatique, intercostale) viennent, en dehors des accès fébriles, témoigner la souffrance générale des nerfs, qui semblent implorer (comme on l'a dit) un sang plus généreux!

Ils sont en proie aux manifestations si multiples de l'anémie; les douleurs de l'estomac, les palpitations du cœur, la diarrhée, l'hydropisie et l'insomnie, marquent, chez eux, à des degrés divers, les phases lugubres de l'empoisonnement miasmatique. La descendance est également cachectique, et fait preuve, dès le berceau, d'une déchéance organique profonde; le lymphatisme, cet habituel apanage de l'enfance, vient concentrer encore sur le petit être, les manisfestations toxiques, dont le germe lui a été déjà profondément inoculé par l'hérédité morbide. Et ce qui entre avec le maillot, dit un proverbe espagnol, ne s'en va qu'avec le suaire! Quand l'enfant est à peu près viable, il traîne une existence semée de maladies, jusqu'au jour de la conscription; et il ne survit pas longtemps à ce jour, après avoir été déclaré impropre au service militaire, sous la rubrique : *faiblesse générale* ou *défaut de taille*...

Et comment l'enfant ne serait-il pas atteint, dans ces pays empestés? Les animaux eux-mêmes, souffrent de l'impaludisme, dans des régions que délaisse l'agriculture. Il n'est pas jusqu'aux plantes qui ne soient elles-mêmes en proie aux maladies : et chacun sait la fréquence, en Sologne, de la rouille, du charbon, de l'ergot et de la carie, ces quatre grandes maladies parasitaires princicipales atteignant les céréales, les céréales que Linné appelait les *obscurs plébéiens du règne végétal*, qui sont d'une République la force et les soutiens!

***

Les fièvres intermittentes ont des conditions causales bien connues : mais nous en ignorons la cause intime, comme nous ignorons celle du choléra, celle de la fièvre typhoïde etc.. En Sologne, c'est surtout l'incurie, c'est l'abandon des terres sans culture qui sont les causes du mal : et la preuve, c'est que l'agriculture en a été le principal remède. On appelle *marais* les eaux stagnant dans ces terrains incultes, superficiellement sablonneux, mais dont le sous-sol, argileux et imperméable, ne permet pas l'écoulement des eaux épanchées. La Sologne, que l'histoire de France nous montre autrefois si prospère, fut ruinée par les guerres de religion des XVI<sup>e</sup> et XVII<sup>e</sup> siècles, et notamment par l'odieuse révocation de l'édit de Nantes, qui en chassant du pays la population protestante, laissa les terres abandonnées et sans culture. Alors se développa, dans ce sol, dont la puissance végétative n'était pas épuisée par une suffisante culture, des foyers marécageux qui s'infiltrèrent peu à peu dans les couches poreuses superposées à des couches sous-jacentes imperméables. Dans la Sologne déboisée, circulèrent difficilement les courants atmosphériques : de là, formation de brouillards épais qui recélèrent le miasme palustre dérobé à la terre, pour nous le renvoyer ensuite sous forme des fièvres les plus graves !

C'est de la même manière, au dire d'un savant hygiéniste, le Dr de Pietra Santa, que des raisons politiques firent de la Corse un nid à fièvres : car lorsque les Corses furent obligés de se retirer sur les hautes montagnes pour se soustraire aux excursions des barbares et résister plus énergiquement au despotisme génois, les plaines furent abandonnées, et les marais s'y développèrent avec une effrayante rapidité.

On conçoit bien, d'après ce que nous venons d'exposer, que la civilisation soit le véritable antagoniste du miasme palustre. Mais ce miasme est très tenace, et pour le mettre en fuite, dans les pays à marais, il faut beaucoup de temps, beaucoup d'argent, beaucoup de travail. Depuis le commencement du siècle, on dessèche, on canalise, on cure les canaux en Sologne; et la Sologne est loin d'être saine ! Mais les Hollandais dessèchent depuis longtemps leurs polders, et ils les dessécheront encore pendant des siècles. Imitons l'exemple de ce petit peuple, qui a si profondément modifié, agrandi son territoire envahi par le Zuyderzée, et dont le laborieux et constant effort devrait faire rougir bien des Français. Devant la culture, les fièvres se sauvent ; car les plantes absorbent les miasmes telluriques et épurent le sol. Il faut surtout choisir les plantes à croissance rapide; dans les pays chauds, on préconise le cotonnier; dans les pays froids et humides, le tournesol ou grand soleil *(helianthus annuus)* dont la large frondaison assainit la Hollande infectée, et dessécha les terrains maremmatiques du comté de Washington. La culture du tournesol est très facile, d'ailleurs : ses graines fournissent une huile estimée, et toute la plante sert de nourriture excellente pour les bestiaux.

Dans ces derniers temps, on a beaucoup parlé de l'*eucalyptus globulus* ou gommier bleu tasmanien, dont la croissance est également très rapide, puisqu'en 10 ans, il atteint la hauteur d'une futaie séculaire. L'*eucalyptus* absorbe les miasmes fébrigènes, et paraît émettre même certaines vapeurs antiseptiques de la série aromatique, capables de rendre très salubre le climat, et de tuer les moustiques et les parasites animaux et végétaux inférieurs.

En Algérie, en Italie *(agro romano)*, en Corse, l'eucalyptus a rendu de très réels services. Ainsi que l'a démontré le sénateur romain Luigi Torelli, cet arbre résiste très bien au froid : mais, dans nos contrées, il faut, pour que ses plants ne meurent pas, les transporter au printemps et âgés de six mois au moins.

En Sologne, c'est surtout le pin qui a été employé comme végétation d'assainissement ; et d'une manière accessoire, l'osier, le saule, le frêne, le platane et le mûrier. Tommasi-Crudeli a conseillé, pour chasser la *malaria* de la campagne romaine, de faire des prairies très denses : mais le sol de la Sologne se prêterait-il à ce genre de culture? *That is the question !*

***

Du reste, il faut bien le dire, les cultures intensives, à elles seules, sont impuissantes pour l'assainissement. Elles semblent produire plutôt une suspension qu'une suppression des miasmes dangereux. Il faut donc recourir à ce que nous appellerons les *assainissements hydrauliques*.

Dans une simple causerie comme l'est celle-ci, je ne saurais, vous le comprenez, Messieurs, m'étendre sur des questions techniques. Je dirai donc seulement que, bien surveillés et dûment entretenus, les marais cessent d'être dangereux. Deux méthodes leur sont applicables : le desséchement et l'inondation. Le desséchement qui comprend les opérations de drainage, colmatage, terrement et warpage, est surtout appliqué dans la Sologne. Tous les deux ans, on vide les étangs, l'on cure les canalisations obstruées, et sur le limon boueux, l'on plante des espèces fourragères. Véritable travail de Pénélope, mais que l'on peut, avec de la persévérance, mener à bonne fin. Dans le Loir-et-Cher, il y a encore environ 8,000 hectares de marais à dessécher aujourd'hui. Mais les résultats obtenus paient largement les peines. L'agriculture encouragée produit l'aisance générale et la bonne hygiène; le pays se peuple, et c'est un fait bien connu que la fièvre recule devant la population. Voyez le remarquable assainissement de cette plaine algérienne désolée qu'était la Mitidja! A force de lutter contre la pernicieuse activité du miasme palustre, décuplée encore par l'action d'un climat brûlant, les Français ont fait aujourd'hui de la Mitidja une contrée saine et habitable.

Travaillons donc pour la Sologne. Mais, dans nos travaux, n'oublions jamais les droits de l'hygiène. Scindons la besogne; employons des ouvriers robustes et déjà acclimatés au pays. Usons le moins possible d'hommes et le plus possible de machines. Suspendons, pendant juillet, août et septembre, ces travaux dangereux. Recommandons enfin aux travailleurs de se cantonner la nuit dans des maisons saines, d'allumer matin et soir, de grands feux purificateurs de l'atmosphère et d'éviter, autant que possible, de sortir au dehors avant le lever et après le coucher du soleil....

Il n'y a pas d'acclimatement absolu contre la malaria, et tous ceux qui ont étudié la question s'accordent à reconnaître que, plus on vit avec la fièvre palustre, plus on risque d'être empoisonné par elle. Mais il est des précautions individuelles qui sont toute-puissantes pour la prévention du mal. Mieux vaut, n'est-il pas vrai, soigner sa santé que sa maladie; or, vous savez que l'hygiène a pour but principal et fort louable de préserver de la médecine...

En Sologne, il est bon, comme partout, plus que partout ailleurs peut-être, d'entretenir le bon fonctionnement de la peau. Telle peau, telle santé. Les bains, les frictions et l'hydrothérapie aident puissamment à combattre la mauvaise influence du climat. Des vêtements chauds de laine, la flanelle, les pardessus, sont également indispensables dans ce pays humide par excellence. Comme habitation, il faudra rechercher les hauteurs, en plaçant les portes et fenêtres du côté opposé aux marécages. Il sera bon, également, de planter des rideaux de grands arbres (peupliers, par exemple), qui jouent le rôle d'écrans par rapport aux effluves miasmatiques. Il ne faut jamais sortir à jeun, éviter toujours de se baigner dans les eaux suspectes et de sortir pendant la pluie. Il faudra, surtout, fuir comme la peste le brouillard du soir, éminemment toxique. Si l'habitant est absolument obligé d'aller au dehors, il devra placer sur son visage un respirateur ouaté, sorte de filtre à air, analogue à celui dont sont munis les soldats anglais dans l'Inde. Dans la Maremme toscane, nous apprend notre cher et vénéré maître le Dr de Pietra Santa, les propriétaires n'ont jamais la fièvre, quoique leurs habitations soient entourées de marais et d'étangs. Cela tient au soin constant qu'ils ont de rentrer au logis, au coucher du soleil, et de n'en sortir qu'à son lever. Ils se placent souvent, pendant quelques minutes, devant un grand feu flamboyant, et usent largement de liqueurs et de vins généreux.

Édouard Burdel, ce glorieux apôtre de l'hygiène, a précisément, rendu un immense service à la Sologne, en poussant à la viticulture dans ce pays. Avec l'air plus pur, le pain plus nourrissant, et la petite quantité de viande introduite dans l'alimentation du Solognot, il fallait une boisson alimentaire tonique, si l'on voulait achever de vaincre les influences néfastes du climat et opérer la régénération des populations ouvrières. Aujourd'hui l'extension de la culture de la vigne, ainsi que la multiplication des routes ont, peu à peu, propagé l'habitude de boire du vin. La constitution des jeunes gens s'en est étonnamment améliorée, ainsi que MM. Boinvilliers et Burdel l'ont constaté, maintes fois, dans les conseils de revision. Bien entendu, il s'agit d'un vin un peu âpre et vert. Mais c'est une boisson naturelle, alimentaire et fortifiante, et qui, du moins, n'est pas atteinte, comme le sont bien des vins aujourd'hui, par cet *oïdium* industriel qu'on nomme la falsification. C'est, en tout cas, un puissant préservatif des fièvres, pour l'individu comme pour la race, et peut-être le plus utile auxiliaire curatif de la quinine.

L'eau est, à coup sûr, l'un des éléments importants des épidémies paludéennes; et si l'homme a peu d'action sur l'air, ce pain de la respiration, il a, en revanche, toute influence sur l'eau. Il y a, vous le savez, en Sologne, des eaux de source et de puits qui ne sont nullement fébrigènes. Mais il faudra toujours filtrer, ou faire bouillir avec du thé, toutes les eaux d'alimentation suspectes. Les eaux des marais sont putréfiées et éminemment insalubres, à cause des matières organiques qu'elles renferment. Dans l'ancienne Sologne, le paysan buvait avidement, pendant l'été, cette eau crue, mêlée d'un peu de vinaigre : aujourd'hui il boit très souvent du vin ou une boisson vineuse. Mais, les municipalités n'en doivent pas moins s'occuper (comme c'est leur devoir strict) de distribuer aux populations des eaux potables. Et il n'en manque pas, en Sologne, quand ce ne seraient que les eaux de pluie et celles du Cher et de la Loire !

L'État devrait enfin s'efforcer d'exaucer les vœux si louables du Dr Burdel. Notre dévoué confrère demande que l'on encourage, autour de chaque ferme et de chaque petit village, la culture de la vigne, et qu'on accorde à tout petit propriétaire vigneron un dégrèvement d'impôt. En accédant à ces désirs, l'État accomplirait non seulement une œuvre philanthropique, mais encore une œuvre d'économie sociale.

N'est-ce point, en effet, la tâche d'un Gouvernement à prétentions démocratiques, que d'assurer la salubrité sur tous les points de la patrie française? Or, il est démontré que le vin joue, à l'égard de la fièvre, le rôle d'un véritable médicament. La garnison de Romorantin, qui n'aime pas l'eau claire (comme toutes les garnisons d'ailleurs), a constamment échappé aux fièvres qui décimaient la contrée, alors même que la constitution médicale régnante se trouvait éminemment paludéenne...

Nous avons rappelé brièvement à l'État ses devoirs envers la Sologne. Qu'il les remplisse au plus tôt, puisqu'il est aujourd'hui nettement démontré que toute dépense, faite au nom de l'hygiène, est une bonne affaire au point de vue économique et même financier ; que, en d'autres termes, (les termes dont se servait un illustre homme d'État, lord Beaconsfield), *la santé du peuple est un problème social qui prime tous les autres!*

Je tiens aussi, en terminant, à dire un mot du quinquina et de la quinine. Ce n'est pas pour rien que les fièvres intermittentes s'appellent les *maladies à quinquina.* Comme l'a fort bien exprimé Bordier, la devise du maréchal Bugeaud « *Ense et aratro* » est célèbre. Mais que serait devenue la colonie d'Algérie sans celle du Dr Maillot : « *Le sulfate de quinine* »?



IMPRIMERIE CENTRALE DES CHEMINS DE FER. — IMPRIMERIE CHAIX, RUE BERGÈRE, 20, PARIS. — 5620-7.

100

# PRINCIPALES PUBLICATIONS DE LA SOCIÉTÉ (1877 à 1884).

---

N° 1. Dr DE PIETRA SANTA. *Société française d'hygiène*, sa raison d'être, son but, son avenir; broch. in-8°, 1877.

N° 2. M. C. TOLLET. La Réforme du casernement et les Bains-Douches; broch. in 8° avec tableaux et planches, 1877.

N° 3. Dr DE PIETRA SANTA. Les Hospices marins et les Écoles de rachitiques (participation de la Société française d'hygiène à l'Exposition de 1878); broch. in-8°, 1878.

N° 4. M. PLACIDE COULY. Du Choix d'un état au point de vue hygiénique et social (participation de la Société française d'hygiène à l'Exposition de 1878); broch. in-8°, 1878.

N° 5. Dr R. BLACHE. Étude sur les Biberons. Rapport à la Société; broch. in-8°, 1879.

N° 6. ASSAINISSEMENT DE PARIS. Épuration et utilisation des Eaux d'égout de la ville (Presqu'île de Gennevilliers et forêt de Saint-Germain). Documents divers; broch. in-8°, 1880.

N° 7. GUIDE DU VACCINATEUR. Les deux Vaccins; broch. in-18, avec figures, 1881.

N° 8. HYGIÈNE ET ÉDUCATION DE LA PREMIÈRE ENFANCE. Cette brochure de la Société (MM. Blache, Ladreit de Lacharrière et Ménière d'Angers, rapporteurs), in-18, a eu sa 1re édition en 1879 et sa 6e édition en 1883 (chacune tirée à 10,000 exemplaires).

N° 9. HYGIÈNE ET ÉDUCATION DE LA DEUXIÈME ENFANCE (MM. R. Blache, A. Houlès et Le Coin, rapporteurs), in-18, Paris, 1882.

N° 10. ASSAINISSEMENT DE PARIS (Les Odeurs de Paris et les Systèmes des Vidanges); broch. in-8°, 1882.

N° 11. Dr E. MONIN. Obésité et maigreur; broch. in-8°, 1re et 2e éditions, 1883.

N° 12. ANNUAIRES DE LA SOCIÉTÉ. Statuts; — Bureau; — Comités d'études; — Renseignements divers; — Liste générale des membres; broch. in-8°, 1880, 1882, 1884.

N° 13. Dr E. MONIN. La propreté de l'individu et de la maison; broch. in-8°, 1884.

---

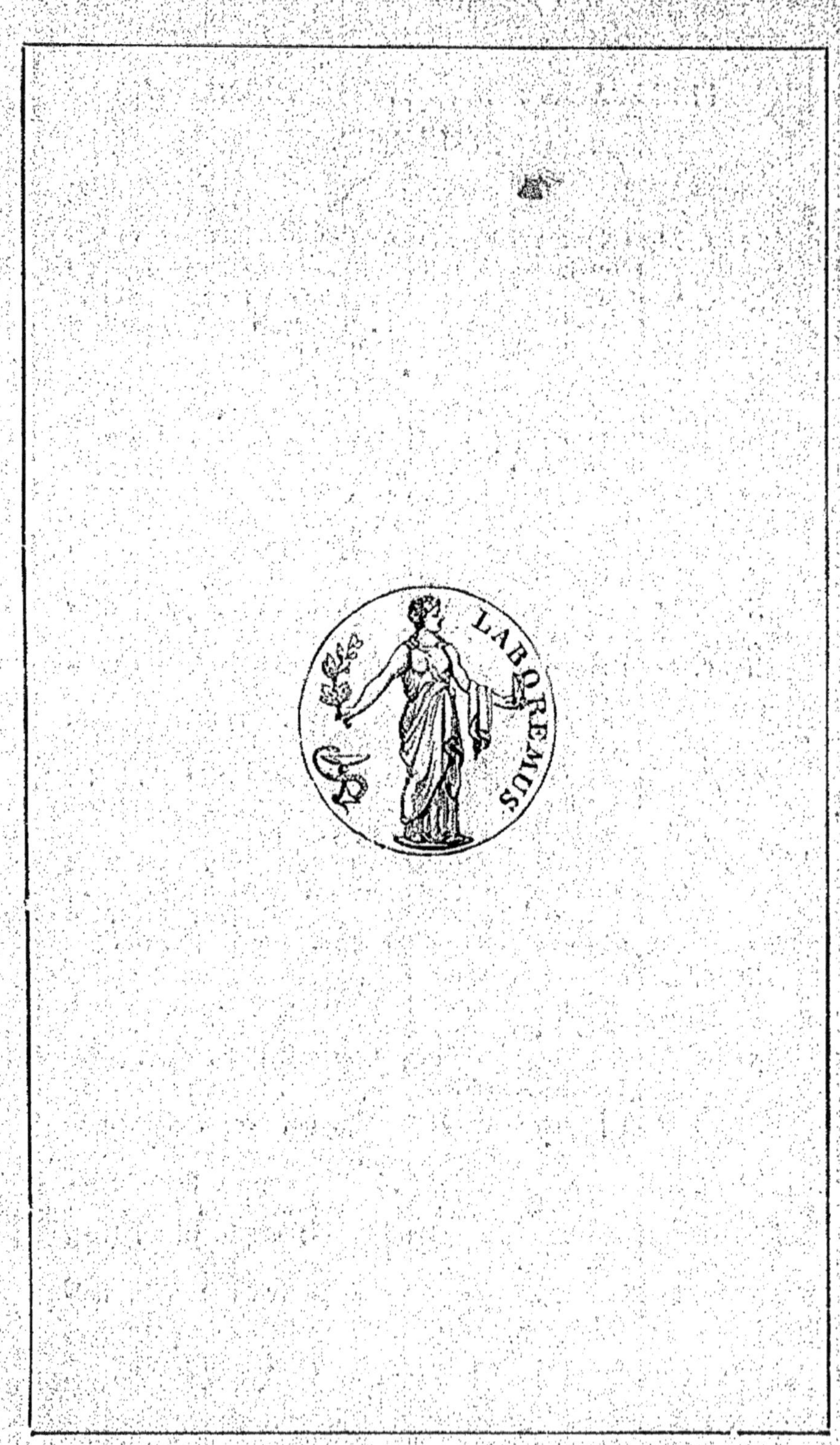


IMPRIMERIE CENTRALE DES CHEMINS DE FER. — IMPRIMERIE CHAIX
RUE BERGÈRE, 20, PARIS. — 1622-7.

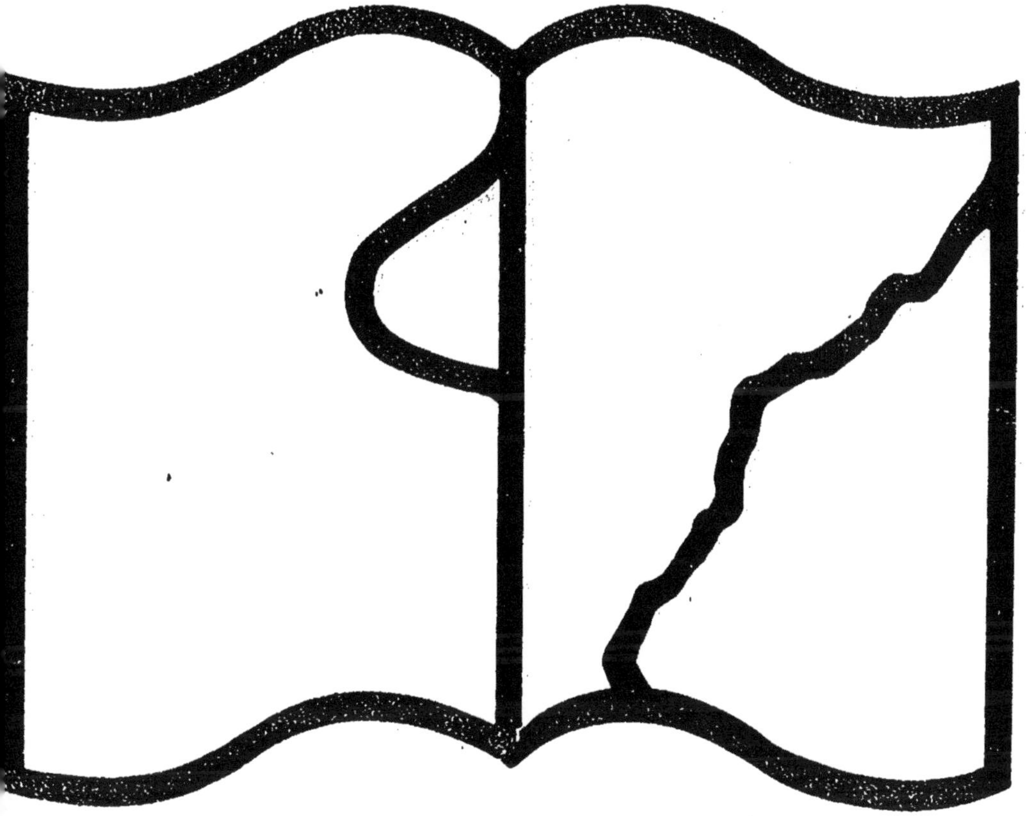

Texte détérioré — reliure défectueuse

NF Z 43-120-11

www.ingramcontent.com/pod-product-compliance
Ingram Content Group UK Ltd.
Pitfield, Milton Keynes, MK11 3LW, UK
UKHW021040200726
13857UKWH00005B/1835

9 782012 892057